"你应该知道的医学常识"大型医学知识普及系列

总主编　舒志军
　　　　周　铭
主　编　吴　坚

明明白白看
甲状腺结节

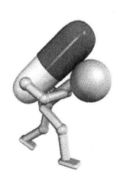

科学出版社

北　京

内 容 简 介

本书从一临床常见病例入手,通过对此病例的剖析引出甲状腺结节的相关知识。本书简单介绍了甲状腺结节的历史,甲状腺的解剖学相关知识后,通过知识问答形式详细阐述了甲状腺结节的概述、检查与诊断、治疗、预后与护理,以及特殊人群患甲状腺结节的处理,甲状腺结节的中医知识。本书内容丰富,深入浅出,通俗易懂,有较强的指导性和实用性。

本书适合甲状腺结节患者及其家属阅读,也可供临床医护人员、医学生参考使用。

图书在版编目(CIP)数据

明明白白看甲状腺结节 / 吴坚主编.— 北京:科学出版社,2017.1
("你应该知道的医学常识"大型医学知识普及系列)
ISBN 978-7-03-050600-9

Ⅰ.①明… Ⅱ.①吴… Ⅲ.①结节性甲状腺肿–诊疗
Ⅳ.①R581.3

中国版本图书馆CIP数据核字(2016)第271349号

责任编辑:闵　捷
责任印制:谭宏宇 / 封面设计:殷　靓

科学出版社 出版
北京东黄城根北街 16 号
邮政编码:100717
http:// www.sciencep.com
南京展望文化发展有限公司排版
广东虎彩云印刷有限公司印刷
科学出版社发行　各地新华书店经销
*

2017 年 1 月第　一　版　开本:A5(890×1240)
2025 年 5 月第二十一次印刷　印张:1 3/4
字数:35 000

定价:20.00 元

序

我院的中西医结合工作开始于20世纪50年代,兴旺于60年代,发展于80年代,初成于90年代,1994年我院正式被上海市卫生局命名为"上海市中西医结合医院"。如今,上海市中西医结合医院已发展成为一所具有明显特色的三级甲等中西医结合医院、上海中医药大学附属医院。从上海公共租界工部局巡捕医院开始,到如今"精、融、创、和"医院精神的秉持,八十几载传承中,中西医结合人始终将"业贯中西、博采众长、特色创新、精诚奉献"的理念作为自己的服务宗旨。

提倡中西医并重、弘扬中西医文化、普及中医药知识一直是中西医结合人不懈努力的内容,科普读物的编写也是这一内容的重要组成部分。医学科普读物是拉近医护工作者和患者距离的有力工具,通过深入浅出、平实易懂的文字,能够让人们更好地了解医学、理解医生,也能使医生和患者之间的沟通更加顺畅。

本院相关科室医护工作者积极编写了"你应该知道的医学常识"大型医学知识普及系列,通过临床鲜活的病例介绍和医生丰富的经验记录,强调突出中西医结合诊断及治疗特色,着眼于人们的实际需求,为人们提供更具参考性、更为通俗易懂的医学知识,提高人们对医学科学知识的了解。此次"你应该知道的医学常识"大型医学知识普及系列的编写，也是我院在常见病患者及普通人群健康管理方面所做的一次努力。

我相信，对于患者、健康关注者还是临床医护人员，这都是一套值得阅读的好书！

上海中医药大学附属上海市中西医结合医院院长

2016 年 11 月

前 言

　　随着人们健康意识的提高、B超检查的普及，发现患有甲状腺结节的人群越来越多，尤其是从生育期到更年期的女性，患有甲状腺结节已经是很普遍的了。我们经常听说，身边朋友体检查出甲状腺结节，往往还是多发的，或者某人平时什么病都没有，单位体检查出甲状腺结节，而且还是恶性的，需要手术。那么，甲状腺结节到底要不要紧呢？

　　本书是内分泌科临床医生根据长期的临床经验，查阅了大量专业文献，参考《内科学》《实用内科学》《中国甲状腺疾病诊治指南》《成人甲状腺结节与分化型甲状腺癌指南》等书籍，针对困扰患者的常见又重要的问题编写而成。在内容编排上主要以甲状腺结节的概述、检查与诊断、治疗、预后与护理为主线，并介绍了特殊人群患甲状腺结节的处理以及甲状腺结节的中医知识，让读者明明白白地了解甲状腺结节，可根据自身需求按序或选择性阅读。

　　参加本书编写的是上海中医药大学附属上海市中西医结合医院内分泌科的医护人员，尤其是邵筱宏、丁亚琴两位资深医生为本书的出版付出良多，在此，对相关人员付出的辛勤劳动及大力支持表示衷心感谢。本书在编写过程中，经多次修改，参考了相关的资料文献、书籍等，在此一并向这些学者表示感谢。

由于编写时间紧，不足之处在所难免，敬请专家学者及广大读者批评指正，让我们弥补不足，修订再版。

主编

2016 年 8 月

目 录

第一章 经典病例

第一节 病例摘要

患者,张女士,53岁。因"体检发现甲状腺结节1月"来院就诊,完善甲状腺功能、甲状腺B超检查高度怀疑甲状腺恶性肿瘤,进一步超声引导下行右甲状腺结节细针抽吸细胞学检查(FNAC)确诊为甲状腺乳头状癌(PTC)。住院期间行根治手术治疗,术后予左甲状腺素片抑制治疗。出院后定期随访甲状腺B超及甲状腺功能,根据随访结果调整左甲状腺素片用量。

第二节 病 史

·住院病史·

患者1月前单位体检时发现甲状腺结节,发病前无上呼吸道感染病史,平时无多食、消瘦,无心悸、怕热、出汗,无脾气改变、腹泻,无进食梗阻、声嘶等症状,无颈部疼痛及发热史,遂来我院进一步检查,拟"甲状腺结节"收治入院。患者发病以来胃纳可,大便通畅,体重近期下降1.5 kg,夜眠欠佳。

·既往史·

有2型糖尿病病史10年,平时服用二甲双胍早晚各1粒,1粒850 mg,

血糖控制可,空腹血糖6.0～7.0 mmol/L,餐后2小时血糖8.0～9.0 mmol/L。高血压病史8年,最高血压160/110 mmHg,长期服用厄贝沙坦,每天1粒,1粒150 mg,血压控制在(120～130)/80 mmHg。

·**家族史**·

无甲状腺疾病、遗传性疾病家族史。

第三节　检　查

·**体格检查**·

甲状腺无明显肿大,右侧叶可及直径1.0 cm椭圆形结节,质中,边界欠清,活动度可,无触痛。心肺(－),腹软,双下肢无浮肿。

·**实验室检查及其他辅助检查**·

1. 甲状腺功能　游离三碘甲状腺原氨酸(FT3)(3.32 pmol/L),游离甲状腺素(FT4)(12.37 pmol/L),总三碘甲状腺原氨酸(TT3)(1.34 nmol/L),总甲状腺素(TT4)(126.71 nmol/L),超敏人促甲状腺激素(sTSH)(1.92 μIU/mL)。

2. 甲状腺抗体　甲状腺球蛋白抗体(TGAb)(＜0.90 IU/mL),抗甲状腺过氧化物酶(TPOAb)(0.30 IU/mL),促甲状腺素激素受体抗体(TRAb)(0.96 IU/L)。

3. 其他　甲状腺球蛋白(Tg)(12.84 ng/mL),降钙素(CT)(2.75 ng/mL)。

4. 甲状腺B超　甲状腺两叶及峡部大小形态正常,内部回声尚均匀,左侧叶可见一低回声区,大小约2 mm×2 mm,边界尚清晰,内部回声尚均匀,彩色多普勒显示未见明显异常血流信号,右侧叶可见一低回声区,大小约13 mm×8 mm,边界不规则,内部可见细砂粒钙化,彩色多普勒可见点状血流信号,双侧颈血管旁未见异常淋巴结肿大。

5. 甲状腺细针抽吸细胞学检查　右侧甲状腺乳头状癌。

第四节 诊 断

· 初步诊断 ·

甲状腺结节,2型糖尿病,高血压3级 很高危。

· 确定诊断 ·

甲状腺乳头状癌,2型糖尿病,高血压3级 很高危。

第五节 治 疗

· 治疗方法 ·

予右甲状腺癌改良根治术治疗,术后予左甲状腺素片口服。

· 治疗经过 ·

明确诊断后患者表现焦虑,遂进行心理疏导,至外科排除手术禁忌后全麻下行右甲状腺癌改良根治(右甲状腺全切+中央组淋巴结清扫+左甲状腺次全切)。术中探查:右甲状腺4 cm×3 cm大小,上极可及一直径约1 cm质硬结节,左甲状腺4 cm×3 cm大小,双侧颈侧区未及异常肿大淋巴结,双侧甲状旁腺区未及异常。术后病理:右甲状腺乳头状癌,左甲状腺结节性甲状腺肿。术后第2天出院,术后4天拆线,伤口愈合好。术后给予左甲状腺素片50 μg每天早晨空腹口服。

第六节 结 果

12周后复查甲状腺功能,左甲状腺素片加至100 μg,每天早晨空腹口服;16周后复查sTSH(0.23 μIU/mL)。患者病情好转。

第七节 预 后

· 预后预期 ·

患者病情发现较早,无淋巴结、肺部及骨转移,术后予左甲状腺素片抑制治疗,多不影响生存寿命。

· 随访意见 ·

每3个月随访1次,检查甲状腺功能及甲状腺B超。

· 随访结果 ·

1. 甲状腺功能　FT3(5.12 pmol/L),FT4(14.83 pmol/L),TT3(1.38 nmol/L),TT4(128.95 nmol/L),sTSH(0.15 μIU/mL),Tg(< 0.1 ng/mL)。

2. 甲状腺抗体　TGAb(17.01 IU/mL),TPOAb(< 0.25 IU/mL),逆-三碘甲腺原氨酸(rT3)(0.64 ng/mL),TRAb(22.62 IU/mL)。

3. 甲状腺B超　甲状腺两叶切除术后,未见明显异常包块。

· 家庭护理指导 ·

1. 饮食护理　饮食宜清淡,应以高蛋白、高热量、高维生素、富含微量元素的食物为主。避免辛辣、刺激性食物(如浓茶、咖啡等)。中医建议,可以在医师指导下选用灵芝、冬虫夏草等提高免疫力的中药。

2. 用药指导　左甲状腺素片每日空腹口服,半小时后进食早餐,且4小时内避免进食豆浆、牛奶、钙片、铁剂等。

3. 活动指导　避免剧烈运动,有计划地适量活动,如打太极拳、做瑜伽、快步行走、慢跑等。

4. 心理护理　指导患者自我心理调整,进行心理疏导,避免严重刺激、创伤等加重疾病发展因素,解除患者后顾之忧。

第二章　病例剖析

第一节　甲状腺结节的历史

甲状腺结节在中医属"瘿病"范畴。早在公元前三世纪,我国已有关于瘿病的记载。战国时期的《庄子·德充符》里即有"瘿"的病名。而《吕氏春秋·尽数篇》所说的"轻水所,多秃与瘿人"不仅记载了瘿病的存在,而且观察到瘿病的发病与地理环境密切有关。《三国志·魏书》引《魏略》谓:贾逵"发愤生瘿,后所病稍大,自启愿欲令医割之",而曹操劝告贾逵:"吾闻'十人割瘿九人死'。"这个历史故事说明,在公元三世纪前,先人已经进行过手术治疗瘿病的探索。

第二节　甲状腺的解剖学相关知识

·甲状腺的形态特征·

大多数人并不知道甲状腺位于何处,但"大脖子病"很多人并不陌生,其实大部分的"大脖子病"就是甲状腺肿大,显而易见,甲状腺位于颈前部。再具体些,甲状腺位于"喉结"下方2～3 cm,在吞咽东西时可以随喉结上下移动(图2-1)。甲状腺是人体的一种重要的内分泌腺体,位于颈前部的气管两旁,形似蝴蝶左右叶相连。在正常情

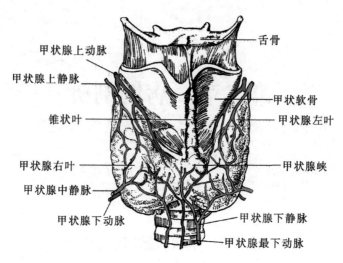

图2-1 甲状腺解剖（前面观）示意图

况下,甲状腺是看不到也摸不到的。

部分人甲状腺有形态变异,有的自峡部或其中一个侧叶向上伸出一个锥状叶,长短不一,长者可达舌骨,为胚胎发育的遗迹,常随年龄增长而逐渐退化,故儿童较成年人长,有的只有甲状腺两个侧叶而无峡部。

新生儿甲状腺重量约1.5 g,成人甲状腺重15～20 g,女性甲状腺比男性略大,老年人甲状腺轻微缩小。

甲状腺外覆有纤维囊,称甲状腺被囊。甲状腺被囊伸入甲状腺组织将甲状腺腺体分成大小不等的小叶,囊外包有颈深筋膜(气管前层),在甲状腺侧叶与环状软骨之间常有韧带样的结缔组织相连接,故吞咽时,甲状腺可随吞咽而上下移动。

· **甲状腺的解剖结构** ·

甲状腺的毗邻关系较复杂。前面由浅入深的层次是:皮肤、皮下组织、颈深筋膜浅层、舌骨下肌群、内脏筋膜壁层和脏层。后面与喉、气管、咽、食管以及喉返神经相邻。后外侧有颈动脉鞘及其内含物、颈交感干。所以当甲状腺肿大时,可压迫这些邻近器官,比如压迫气管和食管，严重时可致气管软骨环软化，引起呼吸、吞咽困难；如压迫喉返神经，则可引起声音嘶哑；甲状腺癌时，可压迫交感干，出现霍纳综合征（瞳孔缩小、眼睑下垂及眼裂狭小、眼球内陷、患侧额部无汗），以及颈总动脉搏动向外移位等症状。

甲状腺的血液供应非常丰富，主要来自两侧的甲状腺上动脉和甲状腺下动脉。甲状腺动脉之间以及咽喉部、气管、食管的动脉分支之间，均具有广泛的吻合，故在甲状腺手术中将甲状腺上、下动脉全部结扎，也不会发生甲状腺残留部分及甲状旁腺缺血。甲状腺表面还有丰富的静脉网，汇成上、中、下静脉干。

甲状腺的淋巴管行于叶间结缔组织内，常常围绕着其伴行动脉，并且与腺被膜的淋巴管交通，甲状腺的淋巴汇合流入沿颈内静脉排列的颈深淋巴结。气管前、甲状腺峡上的淋巴结和气管旁、喉返神经周围的淋巴结也收集来自甲状腺的淋巴。

甲状腺的神经有交感神经纤维和副交感神经纤维，交感神经功能是使血管收缩。副交感神经纤维来自迷走神经.经喉返神经及喉上神经分布于腺体。喉上神经和喉返神经与甲状腺的关系密切。甲状腺外科手术常有伤及神经的可能。

·甲状腺的功能·

每个人身体内都有利用能量的系统，控制着人体的新陈代谢。在正常情况下，能量摄入和消耗是平衡的，这时人体处在一个稳定的能量代谢状态。甲状腺会产生一种重要的人体激素，甲状腺激素。这种激素能够控制人体新陈代谢的速度以及促进人体的生长发育，在出生后影响脑和长骨的生长发育。在幼年时缺乏甲状腺素会患呆小症（俗话所说的又傻又矮），在成年后出现甲状腺功能失调，可出现甲状腺激素水平过低（即甲状腺功能减退，简称"甲减"）或者过高（即甲状腺功能亢进，简称"甲亢"），代谢减慢或者加快。社会上有些年轻女性为了苗条会自行补充甲状腺素来减肥，减肥的目标达到了，但会引起代谢加速,导致心律失常、月经紊乱、腹泻等一系列症状,得不偿失。

第三节　知识问答

一、甲状腺结节概述

·什么是甲状腺结节?·

甲状腺结节是指甲状腺细胞在局部异常生长所引起的散在病变。甲状腺结节必须在B超等检查中得到证实。

·甲状腺结节有多常见?·

甲状腺结节是内分泌系统的多发病和常见病。每年一度的单位体检,只要有甲状腺B超检查这一项目,很多人的体检报告结果都显示有甲状腺结节。事实上,随着体检的普遍性及甲状腺B超的普及,身边发现患甲状腺结节的人越来越多。从性别上而言,第一章经典病例中的张女士就属于甲状腺结节的好发人群。

·甲状腺结节有哪几类?·

张女士在体检中发现了甲状腺结节,其后在甲状腺细针抽吸细胞学检查和术后病理均证实为低度恶性的甲状腺乳头状癌,那么除了甲状腺癌,甲状腺结节还包括哪几类呢?

甲状腺结节可分为增生性结节性甲状腺肿、肿瘤性结节(包括良性肿瘤、恶性肿瘤)、囊肿、炎症性结节等。在甲状腺结节中,85%～95%是良性结节。在恶性甲状腺结节中,90%以上又是低度恶性的,所以发现患有甲状腺结节后不必恐慌。但如发现下列情况,应及时去医院就诊。

(1)甲状腺腺体上发现单个或多个大小不一,圆形或椭圆形,表面光滑,与周围不粘连,可随吞咽上下移动,质地较正常腺体略硬,无粘连、无压痛的肿块,可长期维持原状或缓慢长大(30岁以上女性较多见),可能是甲状腺腺瘤。

(2)如有心悸、手抖、多汗等症状,可能患自主性高功能性腺瘤,又称毒性腺瘤,是由甲状腺内单发或多发的高功能的腺瘤而引起甲亢的一类疾病,起病相当缓慢,多见于40~60岁的中老年患者,多先有颈部结节逐渐增大,数年后才出现甲亢症状,且甲亢症状一般较轻。

(3)甲状腺囊肿与周围甲状腺组织分界清楚,直径一般3~4 cm,结节较硬,硬度可超过实质性肿瘤,小囊肿一般无症状,巨大囊肿可产生压迫症状。

(4)起病急,有发热、咽痛及一侧或双侧甲状腺肿大且较硬,甲状腺腺体内的结节大小不一,可为单个或多个,质地较硬,伴有甲状腺腺体部位显著疼痛和压痛,并常向耳后、后头顶部放射,可能是亚急性甲状腺炎。

(5)起病缓慢,多见于中年妇女,弥漫性甲状腺肿大而无结节,或表现为甲状腺肿大不对称、表面呈分叶状(酷似结节),质地如橡皮样坚韧,一般无压痛,可能是慢性淋巴细胞性甲状腺炎。

(6)起病与发展过程缓慢,甲状腺肿大可不对称,结节坚硬且与腺体外邻近组织广泛粘连、固定,局部有隐痛和压痛,伴有明显的压迫症状,但局部淋巴结不肿大,多见于中年妇女,可能是慢性纤维性甲状腺炎。

(7)早期无明显自觉症状,仅甲状腺腺体内出现硬性、无痛性肿块,表面不平,形态不规则,活动度差,后期可迅速生长而出现发声困难、吞咽困难、呼吸困难等压迫症状,局部淋巴结肿大或出现远处转移,警惕可能是甲状腺淋巴瘤、甲状腺癌或甲状腺转移癌。

·甲状腺结节的病因有哪些?·

就像张女士一样,之前没有明显诱因,也没有生过大病,很多甲状腺结节患者会提出疑问:我为什么会长甲状腺结节?一般来说,甲状腺结节的病因主要有下列几方面。

1. 遗传因素　一般是遗传性酶的缺陷,造成激素合成出现障碍,如过氧化酶、脱碘酶影响甲状腺激素合成,导致甲状腺结节。

2. 摄碘因素　摄碘过量或不足都可导致甲状腺结节,因此说,碘是一把双刃剑,应该根据自身需要,合理摄取。

3. 饮食因素　如卷心菜、萝卜、黄豆、木薯等食物中含有某些可以阻止甲状腺激素合成的物质,长期食用也可出现甲状腺结节。

4. 精神压力　是导致甲状腺结节最主要的因素。女性抗压能力弱,易出现内分泌失调,致使女性是甲状腺结节的主要受害者。

5. 放射接触　放射线接触史是甲状腺癌的一个重要致病因子,接受低剂量照射(800~1 000 rad)的个体癌的发病率接近50%。

6. 免疫疾病　除慢性淋巴细胞性甲状腺炎(桥本甲状腺炎)外,毒性弥漫性甲状腺肿(Graves病)患者也容易患甲状腺结节,而这些结节又易发展为滤泡状甲状腺癌。

·发现甲状腺结节后如何正确求医,少走弯路?·

张女士体检发现甲状腺结节后,先去医院内分泌科就诊,根据内分泌科医师的建议,做相关检查。最后及早发现病情,及时医治。这是正确的做法。

甲状腺结节的诊断和治疗涉及内分泌学、普通外科学、核医学等多个临床学科,是一个典型的跨学科疾病。很多患者发现甲状腺结节后就不知该怎么办,有些患者因顾虑甚至引起夜间失眠,还有少数患者放任不管,其实正确的方法是像张女士一样,先由内分泌科医生初步诊断,开具各项检查单,再至检验科抽血进行甲状腺功能及抗体检测、B超室检查甲状腺结节形态及周围淋巴结。除此以外,必要时至核医学科进行甲状腺碘131(^{131}I)摄取率检查、甲状腺核素显像(ECT)及电子计算机X线断层扫描技术(CT)检查,怀疑恶性结节时可以做甲状腺细针抽吸细胞学检查,评估甲状腺结节性质,明确结节性质后进一步治疗。而不是急着找外科医生手术,因为许多甲状腺结节术后还会复发,且部分患者甲状腺结节术后会出现甲减,出现乏力、怕冷、抵抗力低下、全身水肿等症状。

· 甲状腺结节会有症状吗?·

张女士是体检中发现的甲状腺结节,并没有特别的临床症状,其实大多数甲状腺结节患者都没有临床症状。少数患者合并甲亢时,可出现心慌、怕热、多汗、食欲亢进、体重下降等症状。合并甲减时,可出现行动过缓、怕冷、厌食、体重增加等症状。部分患者由于结节压迫周围组织,出现声音嘶哑、压气感、呼吸或吞咽困难等压迫症状。

· 无症状的甲状腺结节为什么需要就诊?·

张女士的甲状腺结节并没有引起任何不适,她为此住院检查的目的是什么呢? 甲状腺结节评估的要点是区分结节的良性、恶性,5%～15%的甲状腺结节为恶性,即甲状腺癌。良性、恶性甲状腺结节的临床处理不同,对患者生存质量的影响和涉及的医疗花费也不同。

· 什么是甲状腺癌？甲状腺癌有哪几类？·

张女士在超声引导下做了右甲状腺结节细针穿刺细胞学检查，检查结果显示甲状腺乳头状癌。甲状腺乳头状癌是甲状腺癌最常见的类型。除了甲状腺乳头状癌，甲状腺癌还有哪几类呢？

甲状腺癌常见的类型有乳头状癌、滤泡状癌、髓样癌、未分化癌（图2-2）。甲状腺乳头状癌最常见，占50%～70%，发病年龄为30～50岁，女性患者是男性患者3倍，属低度恶性肿瘤，可发生肺转移。其次为甲状腺滤泡状癌（FTC），占甲状腺癌10%～15%，滤泡状癌发展比较慢，特点是血行播散快，多有远处转移，可到骨组织及肺，具有吸碘功能，可发生于任何年龄，但中老年较多，发病高峰年龄40～60岁。甲状腺乳头状癌和滤泡状癌分化程度较高，又被统称为分化型甲状腺癌（DTC），90%以上的甲状腺癌均为分化型甲状腺癌，绝大部分分化型甲状腺癌的预后相对较好，10年生存率可以达到80%～90%。甲状腺髓样癌（MTC）恶性程度高，占甲状腺癌2%～3%。可通过血行发生远处转移，大部分患者首诊表现为甲状腺无痛性硬实结节，局部淋巴结肿大，血清降钙素水平

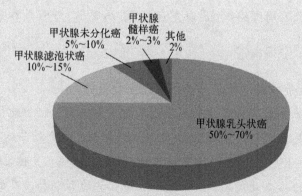

图2-2　甲状腺癌的分类及各类型所占比例
（引自《实用内科学》2014版）

明显增高,因而降钙素成为其诊断性标志物。甲状腺未分化癌为高度恶性肿瘤,占甲状腺癌5%~10%,发病年龄多超过65岁,年轻人则较少见,绝大多数患者表现为进行性颈部肿块,肿块硬实且增长迅速,可伴远处转移,侵犯周围组织器官,如气管,导致呼吸和吞咽困难。还有一些少见的甲状腺癌,如甲状腺淋巴瘤、甲状腺转移癌、甲状腺鳞癌等。

二、甲状腺结节的检查与诊断

· 甲状腺结节患者需要做哪些实验室检查? ·

所有甲状腺结节患者都应行甲状腺功能检查,包括血清TSH、甲状腺激素(TT3、FT3、TT4、FT4)以及相关抗体(TRAb、TPOAb、TgAb)、甲状腺球蛋白(Tg)、血清降钙素(CT)、癌胚抗原(CEA)的测定。绝大多数甲状腺结节患者的甲状腺功能是正常的,但也有少部分患者可伴有甲减或甲亢。血清TPOAb、TgAb是桥本甲状腺炎的临床诊断指标,但确诊桥本甲状腺炎仍不能排除恶性肿瘤存在的可能,少数桥本甲状腺炎可合并甲状腺乳头状癌或甲状腺淋巴瘤,所以定期随访非常重要。多种甲状腺疾病可导致血清Tg升高,用Tg鉴别结节良性、恶性没有帮助,Tg是甲状腺肿瘤全切术后肿瘤复发的检测指标。降钙素对髓样癌有诊断意义,有甲状腺髓样癌家族史或多发性内分泌腺瘤病2型家族史者,应检测基础或刺激状态下降钙素水平。

· 甲状腺结节有哪些辅助检查? ·

甲状腺结节的辅助检查中有甲状腺B超、CT、磁共振成像(MRI)、ECT以及甲状腺细针抽吸细胞学检查。在甲状腺结节的发现和结节性质的判断方面,CT及MRI都不如B超敏感,而且价格昂贵,故不推荐常规检查,但CT和MRI可用于了解甲状腺结节与周围组织的关系,特别是用于发现胸骨后甲状腺肿,CT及MRI有独特的诊断价值,并且甲状腺癌患者手术前最好做CT检查了解周围组织浸润情况。

那么ECT又有什么作用呢?人们常说的"冷结节""热结节"就源于此处,它是唯一一种能评价结节功能状态的影像学检查方法。"热结节"中99%为良性,"冷结节"也仅有5%～8%为恶性,所以用"冷结节"来鉴别甲状腺结节良性、恶性帮助不大。

甲状腺细针抽吸细胞学检查是鉴别结节良性、恶性最可靠、最有价值的诊断方法。怀疑恶性结节的患者均应进行甲状腺细针抽吸细胞学检查,甲状腺细针抽吸细胞学检查可用于手术前明确甲状腺癌的细胞学类型,有助于确定手术方案。但值得注意的是,甲状腺细针抽吸细胞学检查不能区分滤泡状癌和滤泡细胞腺瘤。

· 哪项检查是诊断甲状腺结节的首选方法? ·

对触诊怀疑,或是在X线、CT、MRI、正电子发射计算机断层显像(PET)检查中提示的甲状腺结节,均应像张女士一样进行甲状腺B超检查。甲状腺B超可证实甲状腺结节是否真正存在,确定甲状腺结节的大小、数量、位置、质地(实性或囊性)、形状、边界、包膜、钙化、血供及与周围组织的关系等情况,同时评估颈部区域有无淋巴结肿大和淋巴结的大小、形态和结构特点。

· 哪些B超报告结果提示甲状腺结节良性可能性大? ·

张女士的甲状腺结节最终证实是甲状腺癌,也就是恶性甲状腺结节,相反良性甲状腺结节的B超报告一般有以下提示:① 纯囊性结节;② 由多个小囊泡占据50%以上结节体积、呈海绵状改变的结节,99.7%为良性。

·哪些B超报告结果提示甲状腺结节恶性可能性大?·

张女士的甲状腺B超检查结果示:甲状腺两叶及峡部大小形态正常,内部回声尚均匀,左侧叶可见一低回声区,大小约2 mm×2 mm,边界尚清晰,内部回声尚均匀,彩色多普勒显示未见明显异常血流信号,右侧叶可见一低回声区,大小约13 mm×8 mm,边界不规则,内部可见细砂粒钙化,彩色多普勒超声可见点状血流信号,双侧颈血管旁未见异常淋巴结肿大。其右叶结节低回声,结节边界不规则,内有细砂粒钙化,均提示结节符合恶性可能性大。一般甲状腺B超若存在下列几点则提示甲状腺癌可能。

(1)实性低回声结节。

(2)结节内血供丰富(TSH正常情况下)。

(3)结节形态和边缘不规则、晕圈缺如。

(4)微小钙化、针尖样弥散分布或簇状分布的钙化。

(5)同时伴有颈部淋巴结超声影像异常,如淋巴结呈圆形、边界不规则或模糊、内部回声不均、内部出现钙化、皮髓质分界不清、淋巴门消失或囊性变等。

通过B超检查鉴别甲状腺结节良性、恶性的能力与B超医生的临床经验相关。甲状腺结节的B超表现、预估癌变风险见表2-1。

表2-1　甲状腺结节的B超表现、预估癌变风险

B超表现	B 超 特 点	预估癌变风险(%)
高度怀疑	实性低回声结节或囊实性低回声结节,具有下列1个或1个以上特征:边缘不规则(浸润性、小分叶状)、微钙化、伴小而突出的软组织成分、有甲状腺外扩散的证据	70~90
中度怀疑	实性低回声结节,边缘光整,无微钙化及甲状腺外扩散,纵横比≤1	10~20

续　表

B超表现	B　超　特　点	预估癌变风险(%)
低度怀疑	等回声或低回声实性结节,或部分囊性结节伴偏心实性区,无微钙化、不规则边缘或甲状腺外扩散,纵横比≤1	5~10
极低度怀疑	海绵状或部分囊性结节,不具低、中、高度怀疑癌变的超声特点	<3
良性	单纯囊性结节	<1

注:引自2015年美国甲状腺学会成人甲状腺结节和分化型甲状腺癌诊治指南。

举例:甲状腺癌的B超描述(手术病理证实甲状腺乳头状癌)。甲状腺右叶下部可见低回声区,大小约20 mm×19 mm×15 mm,边界欠清,边缘欠光整,内部回声欠均匀,可见少量散在点状强回声,彩色多普勒超声示血流信号穿入。甲状腺左叶及峡部大小形态正常,内部回声均匀,彩色多普勒显示未见明显异常血流信号。双侧颈血管旁未见异常淋巴结肿大(图2-3~图2-5)。

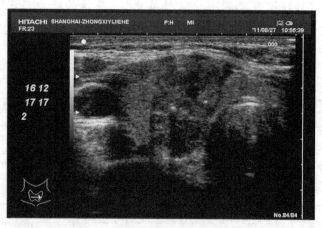

图2-3　甲状腺癌的B超图像(一)

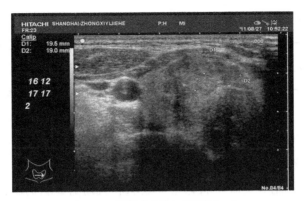

图2-4 甲状腺癌的B超图像(二)

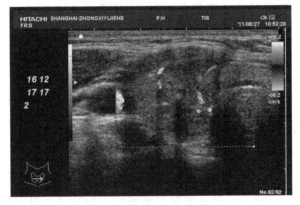

图2-5 甲状腺癌的B超图像(三)

· 哪类甲状腺结节需要做甲状腺核素显像检查?·

张女士做了甲状腺B超检查,那她为什么没有做甲状腺核素显像检查? 哪类甲状腺结节需要做甲状腺核素显像检查?

受显像仪分辨率所限,甲状腺核素显像适用于评估直径 > 1 cm 的甲状腺结节。在单个(或多个)结节伴有血清TSH降低时,甲状腺 ^{131}I或99 mTc核素显像可判断某个(或某些)结节是否有自主摄取功能 ("热结节")。"热结节"绝大部分为良性,一般不需细针穿刺抽吸活检。

· 越贵的检查越能分辨甲状腺结节的良性、恶性吗？·

在评估甲状腺结节的良性、恶性方面，较为昂贵的CT和MRI检查不优于B超，但是如张女士一样拟行手术治疗的甲状腺结节，术前可行颈部CT或MRI检查，明确结节与周围解剖结构的关系，寻找可疑淋巴结，协助制定手术方案。为了不影响术后可能进行的^{131}I显像检查和^{131}I治疗，CT检查中应尽量避免使用含碘造影剂。氟代脱氧葡萄糖正电子发射计算机断层显像（^{18}F-FDG PET-CT）能够反映甲状腺结节摄取和代谢葡萄糖的状态。并非所有的甲状腺恶性结节都能在PET-CT中表现为阳性，而某些良性结节也会摄取氟代脱氧葡萄糖，因此单纯依靠PET-CT检查不能准确鉴别甲状腺结节的良性、恶性。

· 为什么要做甲状腺细针抽吸细胞学检查？·

2003～2011年甲状腺癌的发病率以20.1%的速度逐年增加，已成为我国女性常见的癌症。张女士在B超检查后做了甲状腺细针抽吸细胞学检查，术前甲状腺细针抽吸细胞学检查有助于减少不必要的甲状腺结节手术，并帮助确定恰当的手术方案。但甲状腺细针抽吸细胞学检查不能区分甲状腺滤泡状癌和滤泡细胞腺瘤。

· 什么情况下需要做甲状腺细针抽吸细胞学检查？·

张女士的甲状腺结节直径超过了1 cm，同时甲状腺B超检查结果提示结节有恶性可能，因此张女士需做甲状腺细针抽吸细胞学检查。那么，具体在哪些情况下需要做甲状腺细针抽吸细胞学检查呢？

凡直径＞1 cm的甲状腺结节或存在下列情况，可考虑B超引导下行甲状腺细针抽吸细胞学检查。

（1）B超提示结节有恶性征象。

（2）伴颈部淋巴结超声影像异常。

（3）童年期有颈部放射线照射史或辐射污染接触史。

（4）有甲状腺癌或甲状腺癌综合征的病史或家族史。

（5）PET-CT显像阳性。

（6）伴血清降钙素水平异常升高。

· 哪类甲状腺结节不适合做甲状腺细针抽吸细胞学检查？·

并不是所有甲状腺结节患者均像张女士一样适合行甲状腺细针抽吸细胞学检查，如直径＜1 cm的甲状腺结节和以下结节，不推荐常规行甲状腺细针抽吸细胞学检查。

（1）甲状腺核素显像证实为有自主摄取功能的"热结节"。

（2）B超提示为纯囊性的结节。

（3）根据B超影像已高度怀疑为恶性的结节。

· 如何提高甲状腺细针抽吸细胞学检查的确诊率？·

经甲状腺细针抽吸细胞学检查仍不能确定良性、恶性的甲状腺结节，对穿刺标本进行某些甲状腺癌的分子标记物检测，例如 BRAF基因突变、Ras癌基因突变、RET/PTC基因重排等，能够提高确诊率。检测术前穿刺标本的BRAF基因突变状况，还有助于甲状腺乳头状癌的诊断和临床预后预测，便于制定个体化的诊治方案。张女士经甲状腺细针抽吸细胞学检查后考虑甲状腺乳头状癌，故没有进行以上所提的检查。

· 哪些人容易得甲状腺癌？·

（1）有童年期头颈部放射线照射史或放射性尘埃接触史。

（2）有全身放射治疗史。

（3）有分化型甲状腺癌、甲状腺髓样癌或多发性内分泌腺瘤病2型、家族性多发性息肉病、某些甲状腺癌综合征（如Cowden综合征、Carney综合征、Werner综合征和Gardner综合征等）的既往史或家族史。

（4）男性。

（5）甲状腺结节生长迅速。

（6）甲状腺结节伴持续性声音嘶哑、发音困难，并可排除声带病变（炎症、息肉等）。

（7）甲状腺结节伴吞咽困难或呼吸困难。

（8）甲状腺结节形状不规则、与周围组织粘连固定。

（9）甲状腺结节伴颈部淋巴结病理性肿大。

· 需要与甲状腺癌相鉴别的常见甲状腺结节疾病有哪些？·

甲状腺结节除了包括张女士所患的甲状腺癌外，还包括下列几类。

1. 亚急性甲状腺炎

（1）病因：一般认为和病毒感染有关，患者体内可测出最常见的是柯萨奇病毒抗体，其次是腺病毒抗体、流感病毒抗体、腮腺炎病毒抗体等。同时，此病可能与遗传有关，与人白细胞抗原（HLA）-Bw35有关联，提示对病毒的易感染性具有遗传因素。另外，本病也存在属于自身免疫性疾病的看法。

（2）临床表现及体征：多见于女性，起病可急、可缓，病程长短不一，可持续几周或数月。发病前常有上呼吸道病毒感染史，表现为咽喉痛、发热、头疼、畏寒、全身乏力、多汗，最为特征性的表现为甲状腺部位的疼痛和压痛，常向颌下、耳后或颈部等处放射，咀嚼和吞咽时疼痛加重甲状腺病变范围不一，可先从一叶开始，以后扩大或转移到另一叶，或始终限于一叶。病变腺体肿大，坚硬，压痛显著。病变广泛时，泡内甲状腺激素以及非激素碘化蛋白质一时性大量释放入血，因而除感染的一般表现外，尚可伴有甲亢的常见表现。在轻症或不典型病例中，甲状腺仅略增大，疼痛和压痛轻微，不发热，全身症状轻微，临床上可有甲亢或甲减表现，也可没有。本病病程长短不一，可持续数星期至半年以上，一般约为2～3个月，故称亚急性甲状腺炎。病情缓解后，尚可能复发。

（3）实验室检查及辅助检查：血常规中白细胞计数及中性粒细胞比率正常或偏高，红细胞沉降率增速；TT3、TT4、FT3与FT4升高；^{131}I摄取率降低。亚急性甲状腺炎的B超描述：甲状腺两叶体积增大，形态饱满，峡部增厚，内部回声略增粗，分布不均匀，两侧叶内均可见片状低回声区，边界不清，彩色多普勒显示未见明显异常血流信号。

举例：亚急性甲状腺炎的B超描述（图2-6、图2-7）。

（4）治疗：早期治疗以减轻炎症反应及缓解疼痛为目的。针对病情轻且甲状腺功能影响不大的患者来说，仅抗病毒、止痛等对

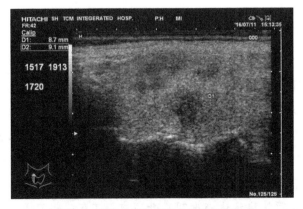

图2-6　亚急性甲状腺炎的B超图像（一）

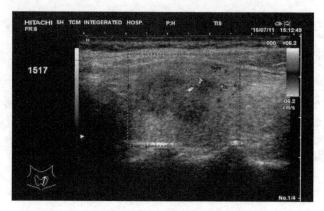

图2-7 亚急性甲状腺炎的B超图像(二)

症处理即可。病情严重者,如疼痛、发热明显者可短期应用糖皮质激素,如泼尼松,迅速缓解临床表现,在治疗中随查红细胞沉降率改变,可指导用药,如病情需要,再次开始用糖皮质激素仍然有效。糖皮质激素并不会影响本病的自然过程。本病是一种自限性疾病,预后良好。药物治疗的目的是为了缓解症状,同时注意调整甲状腺功能。糖皮质激素具有非特异性抗炎作用,是本病最有效的药物,但在用药过程中需注意要逐渐减量,疗程不少于2～3个月,否则易复发。若出现甲减症状者可辅以甲状腺片短期替代治疗,以调整甲状腺功能,缓解症状,缩短疗程。

2. 慢性淋巴细胞性甲状腺炎

(1)病因:非常复杂,可能因遗传因素与环境因素相互作用以及年龄、性激素等的协调作用而引发病。本病有家族聚集现象,甲状腺自身抗体的产生与常染色体显性遗传有关。

(2)临床表现及体征:多见于中年女性,早期无特殊表现,病程长,发病缓慢,甲状腺呈弥漫性、轻至中度肿大,质地坚韧,多无症状,疼痛少见,偶尔也可有轻度疼痛或触痛,见于甲状腺肿生长形成快、抗甲状腺抗体滴度明显升高者;可有咽部不适,甲状腺肿大引起的局部症状很少见,如颈部压迫感、吞咽困难等;无颈部淋巴结肿大;可同时伴有甲状腺功能异常的表现(甲亢:心慌、出汗、脾气改变、手抖等;甲减:怕冷、乏力、皮肤干燥、浮肿等);甚至有桥本甲状腺炎脑病、不孕等特殊表现;弥漫性甲状腺肿大,或为多结节性甲状腺肿大,罕见单结节;可以不对称,质地硬韧,表面常不光滑,有圆形突起状感,常可触及锥体叶为其特点之一;可随吞咽上下活动。

(3)实验室检查及辅助检查:甲状腺功能,20%甲减,5%甲亢,余可正常;自身抗体,TPOAb、TGAb明显增高。

举例:慢性淋巴细胞性甲状腺炎的B超描述(图2-8、图2-9)。

甲状腺体积稍大,峡部增厚,形态饱满,内部回声增粗,分布不均匀,呈网格状,彩色多普勒超声未见明显血流信号,右侧颈血管旁见数个淋巴结,大者16 mm×6 mm,形态规则,边界清,淋巴门清楚,未见异常血流。

甲状腺核素扫描:分布不均的"破补丁"现象,不作为诊断常规。

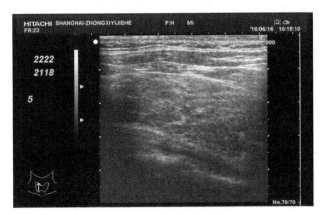

图2-8 慢性淋巴细胞性甲状腺炎B超(一)

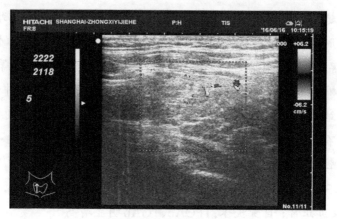

图2-9　慢性淋巴细胞性甲状腺炎B超(二)

甲状腺细针抽吸细胞学检查：滤泡细胞嗜酸性变特征性改变，见浆细胞、巨细胞，背景较多淋巴细胞浸润。

（4）治疗：

1）对症治疗：抑制或替代治疗。

2）对因治疗：清：清除抗原—预防、早治疗—新抗体(清开灵等)；调：调整免疫—老抗体(中药或硒)。

无明显全身症状、甲状腺增大不明显者，随访观察。一部分病人可保持数年病情稳定无须治疗。甲状腺明显肿大伴有压迫症状时，应给予甲状腺制剂以缩小腺体及补偿破坏的甲状腺功能，并可使抗体滴度下降；对有疼痛或触痛的病人也可使疼痛缓解。有严重压迫症状而药物治疗不能缓解或不能排除恶性病变时考虑手术治疗。

3. 单纯性甲状腺肿

（1）病因：单纯性甲状腺肿是以缺碘或高碘致甲状腺肿物质或相关酶缺陷等原因所致的代偿性甲状腺肿大，但多数单纯性甲状腺肿的原因不清。

（2）临床表现及体征：散发性甲状腺肿常见在青春期、妊娠期、哺乳期及绝经期发生。腺体通常轻度肿大，呈弥漫性，质较软，晚期可有结节。地方性甲状腺肿大小不一，早期除腺体肿大外一般无症状，久病者腺体肿大显著，有大小不等结节，质坚硬。肿大腺体可引起压迫症群（压迫症状在病程的晚期出现，但胸骨后甲状腺肿早期即可出现压迫症状）。

1）压迫气管：轻度气管受压通常无症状，受压较重可引起喘鸣、呼吸困难、咳嗽。胸骨后甲状腺肿引起的喘鸣和呼吸困难常在夜间发生，可随体位改变而发生（如患者上肢上举）。

2）压迫食管：食管位置较靠后，一般不易受压，如甲状腺肿向后生长并包绕食管，可压迫食管引起吞咽不畅或困难。

3）压迫喉返神经：单纯性甲状腺肿很少压迫喉返神经，除非合并甲状腺恶性肿瘤，肿瘤浸润单侧喉返神经可引起声带麻痹、声音嘶哑，双侧喉返神经受累还可引起呼吸困难。出现喉返神经受压症状时，要高度警惕恶变可能。

4）压迫血管：巨大甲状腺肿，尤其是胸骨后甲状腺肿可压迫颈静脉、锁骨下静脉甚至上腔静脉，引起面部水肿，颈部和上胸部浅静脉扩张。

5）压迫膈神经：胸骨后甲状腺肿可压迫膈神经，引起呃逆，膈膨升。膈神经受压较少见。

6）压迫颈交感神经链：胸骨后甲状腺肿可压迫颈交感神经链，引起霍纳综合征。

（3）实验室检查及辅助检查：甲状腺功能基本正常；^{131}I摄取率常高于正常，但高峰时间很少提前出现，T3抑制试验呈可抑制反应；测定尿碘可作为人体是否缺碘的指标，尿碘 < 50 μg/gCr 提示存在缺碘，此有助缺碘性甲状腺肿大的诊断。

（4）治疗：单纯性甲状腺肿患者临床表现轻重不一，差异较大，因此，治疗方案应个体化。对于多数单纯性甲状腺肿患者，不论是弥漫性还是结节性，可以不需任何特殊治疗。临床密切随访，定期体检、B超检查。另外,要定期检测血清TSH水平,以及早发现亚临床甲亢或甲减。如有明显的致甲状腺肿因素存在,应予去除。对于患者有美容要求或有压迫甚至怀疑肿瘤的情况下,采取^{131}I治疗或手术治疗,部分单纯性甲状腺肿的发病机制与TSH的刺激有关,用外源性甲状腺激素可以抑制内源性TSH的分泌,从而防止甲状腺肿的生长。TSH抑制治疗已被广泛应用于单纯性甲状腺肿的治疗。

4. 高功能性甲状腺腺瘤和毒性多结节甲状腺肿(简称"高功能结节") 60%高功能结节患者有TSH受体基因的突变,还有少数有G蛋白基因的突变,其他患者的病因不明。结节可单个或多个,质地较韧,有时可有压迫气管及喉返神经的症状及体征。实验室检查可见TT3、FT3可显著升高,TT4、FT4升高程度较低,TSH被抑制,TRAb及TPOAb阴性,放射性碘甲状腺显像表现为"热结节"。临床表现常不典型,甲亢症状较轻。一般采用^{131}I治疗。

5. 甲状腺腺瘤 可发生在任何年龄,女性多见。瘤体生长缓慢,病变早期临床表现不明显,巨大瘤体可产生压迫症状。体格检查示甲状腺瘤表面光滑,边界清楚,质地坚实,与周围组织无粘连,无压痛,可随吞咽上下移动。实验室检查示除毒性腺瘤外,甲状腺功能及甲状腺摄碘率多为正常。甲状腺B超可见结节呈椭圆形或圆形,边界清晰,包膜完整,边缘可见特征性的声晕。甲状腺腺瘤患者嘱定期随访,如产生压迫症状或有恶变趋势建议手术治疗,术后随访检查甲状腺功能及甲状腺B超。

三、甲状腺结节的治疗

·良性甲状腺结节怎么治疗?·

少数情况下,良性甲状腺结节可选择手术治疗、TSH抑制治疗、^{131}I治疗或者其他治疗手段。

· 哪些良性甲状腺结节需要手术治疗？ ·

张女士诊断为甲状腺癌，最终选择手术治疗，那么良性甲状腺结节就一定可以接受非手术治疗吗？答案是否定的，下列情况下，可考虑手术治疗。

（1）出现与结节明显相关的局部压迫症状。

（2）合并甲亢，内科治疗无效者。

（3）肿物位于胸骨后或纵隔内。

（4）结节进行性生长，临床考虑有恶变倾向或合并甲状腺癌高危因素。

（5）因外观或思想顾虑过重影响正常生活而强烈要求手术者，可作为手术的相对适应证。

· 良性甲状腺结节最常用的非手术治疗方法是什么？ ·

良性甲状腺结节最常用的非手术治疗方法是TSH抑制治疗。

1. 原理 应用左甲状腺素将血清TSH水平抑制到正常低限甚至低限以下，以求通过抑制TSH对甲状腺细胞的促生长作用，达到缩小甲状腺结节的目的。

2. 疗效 在碘缺乏地区，TSH抑制治疗可能有助于缩小结节、预防新结节出现、缩小结节性甲状腺肿的体积；在非缺碘地区，TSH抑制治疗虽也可能缩小结节，但其长期疗效不确切，停药后可能出现结节再生长；TSH部分抑制方案（TSH控制于正常范围下限，即$0.4 \sim 0.6\ \mu IU/L$）与TSH完全抑制方案（TSH控制于$<0.1\ \mu IU/L$）相比，减小结节体积的效能相似。

3. 不良反应 长期抑制TSH可导致亚临床甲亢（TSH降低，FT3和FT4正常），引发不适症状和一些不良反应（如心率增快、心房颤动、左心室增大、心肌收缩性增加、舒张功能受损等），造成绝经后妇女的骨密度（BMD）降低。权衡利弊，不建议常规使用TSH抑制疗法治疗良性甲状腺结节；可在小结节性甲状腺肿（结节直径小于1厘米）的年轻患者中考虑采用，如要使用，目标为TSH部分抑制。

其他治疗良性甲状腺结节的非手术方法包括超声引导下经皮无水酒精注射（PEI）、经皮激光消融术（PLA）和射频消融（RFA）等。其中，PEI对甲状腺良性囊肿和含有大量液体的甲状腺结节有效，不适用于单发实质性结节或多结节性甲状腺肿。采用这些方法治疗前，必须先排除恶性结节的可能性，且这些方案不推荐常规使用。

· 哪些甲状腺结节可以使用 ^{131}I治疗？·

^{131}I治疗是甲状腺结节的治疗方法之一，^{131}I主要用于治疗有自主摄取功能并伴有甲亢的良性甲状腺结节。对虽有自主摄取功能但不伴甲亢的结节，^{131}I可作为治疗选择之一；出现压迫症状或位于胸骨后的甲状腺结节，不推荐 ^{131}I治疗。处于妊娠期或哺乳期是 ^{131}I治疗的绝对禁忌证。

^{131}I治疗后2～3个月，有自主功能的结节可逐渐缩小，甲状腺体积平均减少40%；伴有甲亢者在结节缩小的同时，甲亢症状、体征和相关并发症可逐渐改善，甲状腺功能指标可逐渐恢复正常。如 ^{131}I治疗4～6个月后甲亢仍未缓解、结节无缩小，应结合患者的临床表现、相关实验室检查和甲状腺核素显像复查结果，考虑再次给予 ^{131}I治疗或采取其他治疗方法。

^{131}I治疗后，约10%的患者于5年内发生甲减，随时间延长甲减发生率逐渐增加。因此，建议治疗后每年至少检测一次甲状腺功能，如监测中发现甲减，要及时给予左甲状腺素片替代治疗。

·甲状腺结节患者手术治疗后可能会出现哪些并发症?·

由于切除了部分或全部甲状腺组织,患者术后有可能会像张女士一样,发生不同程度的甲减,伴有高滴度TPOAb和(或)TGAb者更易发生甲减。同时,还会有出血、感染、喉返神经损伤、甲状旁腺损伤等其他手术并发症。

·甲状腺癌怎么治疗?·

(1)手术治疗:甲状腺癌的手术治疗包括甲状腺本身的手术,以及颈部淋巴结的清扫,外科医生根据实际情况决定手术范围。

(2)内分泌治疗:终身服用甲状腺素片,以预防甲状腺功能减退及抑制TSH。

(3)放射性核素治疗:根据患者情况,必要时术后应用^{131}I放射治疗。

(4)放射性外照射治疗:主要应用于未分化型甲状腺癌。

·甲状腺癌患者术后为什么需要口服左甲状腺素片并调整剂量?·

张女士在手术后仍然需要口服左甲状腺素片,一方面是为了纠正甲状腺切除后甲状腺激素的不足,另一方面,是为了抑制分化型甲状腺癌的复发,也称抑制TSH疗法。

甲状腺癌如接受甲状腺全切术者,术后应立即开始左甲状腺素替代治疗,此后定期监测甲状腺功能,左甲状腺素片剂量较大时可分次口服,同时查餐后2小时血糖(排除餐后血糖升高),补充钙剂、维生素D等防治骨质疏松症;如保留部分甲状腺者,术后也应定期复查甲状腺功能(首次复查时间为术后1个月);如监测中发现甲减,要及时给予左甲状腺素替代治疗。一般来说,分化型甲状腺癌复发与进展危险度高的患者应将TSH控制在< 0.1 μIU/L,但如果患者出现甲状腺激素治疗的不良反应,可将TSH控制目标调整为0.1～0.5 μIU/L。而分化型甲状腺癌复发与进展危险度低的患者,均推荐TSH控制在0.1～0.5 μIU/L,医生会根据患者的甲状腺功能调节左甲状腺素片剂量及决定TSH抑制治疗的时限。分化型甲状腺癌复发危险度分组见表2-2。

表2-2　分化型甲状腺癌复发危险度分组

复发危险程度组别	符 合 条 件
低危组	符合以下全部条件者:① 无局部或远处转移;② 肉眼可见的病灶均被彻底切除;③ 肿瘤没有侵犯周围组织;④ 肿瘤不是侵袭型的组织学类型,没有血管侵犯;⑤ 患者术后行^{131}I清甲治疗,治疗后进行全身碘扫描,甲状腺床以外没有发现碘摄取
中危组	符合以下任一条件者:① 术后病理检查,显微镜下可见甲状腺外侵袭;② 有淋巴结转移或^{131}I清甲治疗后进行全身碘扫描发现碘摄取;③ 肿瘤为侵袭型的组织学类型或有血管侵犯
高危组	符合以下任一条件者:① 肉眼可见肿瘤侵犯周围组织或器官;② 肿瘤未能完整切除,术中有残留;③ 远处转移或高水平甲状腺球蛋白(Tg)提示远处转移

注:引自2015年美国甲状腺学会成人甲状腺结节和分化型甲状腺癌诊治指南。

四、特殊人群患甲状腺结节的处理

· 儿童患甲状腺结节如何处理?·

儿童甲状腺结节的患病率低于成人。美国儿童(触诊诊断)甲状腺结节的患病率约为2.0%,年发病率约为7.0%。国内报道儿童(超声诊断)甲状腺结节的患病率约为7.0%,多发结节占66.7%,男女比为1:1.4。儿童甲状腺恶性结节多为分化型甲状腺癌，另有约5%为甲状腺髓样癌。10岁以上的患儿中，女性甲状腺癌的发病率高于男性。对儿童甲状腺结节的评估，包括病史采集、体格检查、实验室指标检测、影像学检查和甲状腺细针抽吸细胞学检查，均与成年患者基本相同。甲状腺细针抽吸细胞学检查诊断儿童甲状腺癌的敏感性为86.0%～100.0%，特异性为66.0%～90.0%。对儿童甲状腺结节的治疗，也与成年患者基本相同。手术是儿童甲状腺恶性或可疑恶性结节的主要治疗手段。

处理儿童甲状腺结节需注意下列几点。

（1）慎行颈部CT检查，因为大剂量的放射线暴露可能增加儿童甲状腺结节的恶变概率。

（2）儿童甲状腺结节中，恶性结节的比例高于成人，可高达20%左右，经甲状腺核素显像检查证实的"热结节"也存在恶性风险。因此，对儿童的"热结节"要进一步评估。

（3）儿童恶性甲状腺结节通常为多病灶，且伴有淋巴结转移、甚至远处转移的概率更高。因此，较大比例的分化型甲状腺癌患儿治疗上宜选择全或近全甲状腺切除术、术后进行^{131}I治疗。

（4）甲状腺结节患儿如有甲状腺髓样癌或多发性内分泌腺瘤病2型的家族史，建议进行RET基因突变检测。阳性者，甲状腺髓样癌发病率显著增高。此类患者应行预防性全甲状腺切除，切除的年龄视甲状腺髓样癌发病风险的高低（根据RET基因突变位点评估）而定。

（5）儿童恶性甲状腺结节即便伴有转移，仍有较好的预后。分化型甲状腺癌的长期生存率超过90%；甲状腺髓样癌的5年和15年生存率均超过85%，但30年生存率较低（约15%）。儿童甲状腺癌的复发率10%～35%。

·妊娠期间患甲状腺结节如何处理?·

妊娠期甲状腺结节患者禁止行甲状腺核素显像检查和 ^{131}I 治疗。甲状腺细针抽吸细胞学检查可在妊娠期间进行,也可推迟在产后进行,恶性结节在妊娠期的3～6个月做手术较为安全。否则,手术则应选择在产后进行。在甲状腺结节怀疑恶性或有明显压迫表现时如需手术,应尽量安排在产后进行。

·哺乳期间患甲状腺结节如何处理?·

哺乳期的甲状腺结节患者禁止行甲状腺核素显像检查和 ^{131}I 治疗。甲状腺细针抽吸细胞学检查可在哺乳期进行,如高度怀疑恶性甲状腺结节,及时行甲状腺手术治疗。

五、甲状腺结节的预后与护理

·良性甲状腺结节的预后如何?·

多数良性甲状腺结节预后较佳,定期随访即可。少数需手术治疗的患者有出现并发症的可能。

·甲状腺癌的预后如何,会危及患者生命吗?·

多数甲状腺癌分化程度高,较早发现,整体预后较佳,病死率低,平均生存时间较长。男性患者预后较女性患者差。

·甲状腺结节患者多久随访1次?·

对多数良性甲状腺结节,可每隔6～12个月进行随访。对暂未接受治疗的可疑恶性或恶性结节,随访间隔可缩短,张女士在做甲状腺B超怀疑甲状腺癌后马上进行了甲状腺细针抽吸细胞学检查及甲状腺手术治疗从而明确了诊断。

根据医生的判断部分患者还需随访甲状腺功能。如随访中发现结节明显生长，要特别注意是否伴有提示结节恶变的症状、体征（如声音嘶哑、呼吸或吞咽困难、结节固定、颈部淋巴结肿大等）和B超征象。"明显生长"指结节体积增大50%以上，或至少有2条径线增加超过20%（并且超过2 mm），这时有甲状腺细针抽吸细胞学检查的适应证；对囊实性结节来说，根据实性部分的生长情况决定是否进行甲状腺细针抽吸细胞学检查。

· 甲状腺结节患者适宜哪些饮食？有哪些饮食禁忌？·

张女士出院后，医生嘱咐饮食清淡为主，应以高蛋白、高热量、高维生素、富含微量元素的食物为主。那甲状腺结节患者在平时的日常生活中适宜哪些饮食呢？

（1）宜多吃具有消结散肿作用的食物，如菱、油菜、芥菜等。

（2）宜多吃具有增强免疫力的食物，如香菇、蘑菇、木耳、核桃、薏米、红枣、山药和新鲜水果等。

（3）避免刺激性食物，如浓茶、咖啡、烟、酒，尽可能以清淡为主。

（4）少食导致甲状腺肿的食物，如卷心菜、白菜、萝卜等。

· 甲状腺结节患者的饮食需要忌碘吗？·

不少甲状腺结节患者经常会问医生需不需要忌碘饮食，张女士查出甲状腺结节后，医生并没有嘱咐其忌碘饮食。首先需要明确甲状腺结节的原因和分类，根据甲状腺结节的不同情况采取相应的饮食方案。

（1）如果是毒性弥漫性甲状腺肿伴发甲状腺结节，需要严格忌碘饮食，食用无碘盐，禁食海带、紫菜、海鱼等海产品。

（2）如果是桥本甲状腺炎伴发甲状腺结节，需忌碘饮食，食入高碘食物会增加甲状腺滤泡细胞的损伤及抗体产生，加重甲状腺细胞的破坏。

（3）如果甲状腺结节是能分泌甲状腺激素的高功能腺瘤，需要严格忌碘，因为碘是甲状腺激素的合成原料之一，碘的摄入也会增加甲状腺激素的合成，加重甲亢症状。

（4）如果是无功能甲状腺结节，也就是说对甲状腺功能没有影响，饮食上无须忌碘。

总而言之，根据甲状腺功能指标，若抗体阳性，需要限碘；抗体阴性，无须严格限碘饮食。每100 g食物所含碘量见表2-3。

表2-3　每100 g食物碘含量（单位：μg）

名　称	含　量	名　称	含　量
裙带（干）	15 878.0	菠菜	24.0
紫菜（干）	4 323.0	黄酱	19.8
海带（鲜）	923.0	羊肝	19.1
鸡精	766.5	柳松茸	17.1
海虹	346.0	雏鸽	16.3
虾皮	264.5	金枪鱼	14.0
虾酱	166.6	墨鱼	13.9
虾米	82.5	花椒粉	13.7
可乐	68.4	鸡肉	12.4
叉烧肉	57.4	松子仁	12.3
豆腐干	46.2	南瓜子（炒）	11.0
开心果	37.9	鱼翅（干）	10.9
鹌鹑蛋	37.6	核桃	10.4

续 表

名 称	含 量	名 称	含 量
火鸡腿	33.6	牛肉(瘦)	10.4
牛肉辣瓣酱	32.5	小白菜	10.0
鸡蛋	27.2	大豆	9.7
牛腱子肉	24.5	甜面酱	9.6
青椒	9.6	鸭蛋	5.0
杏仁	8.4	芸豆	4.7
方便面	8.4	鲤鱼	4.7
杏仁(炒)	8.4	榛子仁(炒)	4.4
甜杏仁	8.4	羊肉(后腿)	4.1
胡椒粉	8.2	菠萝	4.1
白胡椒	8.2	鸡粉	3.9
赤小豆	7.8	八宝菜	3.8
冻豆腐	7.7	糯米(紫)	3.8
平鱼	7.7	小米	3.7
羊肉(瘦)	7.7	火腿	3.6
羊前腿肉	7.7	野鸡	3.5
松花鸭蛋	6.8	鲅鱼	3.5
黑鱼	6.5	小麦面粉	2.9
青鱼	6.5	老抽	2.9
柿子	6.3	小麦富强粉	2.9
小黄鱼	5.8	花生仁(生)	2.7
榴莲	5.6	番茄	2.5
带鱼	5.5	香蕉	2.5

续 表

名　称	含　量	名　称	含　量
午餐肉	5.4	白酱油	2.4
杏仁露	5.3	酱油	2.4
橘子	5.3	莲藕	2.4
油皮	5.0	稻米	2.3
猪肉（瘦）	1.7	豌豆	0.9
香菜	1.5	酸奶	0.9
鹿肉	1.5	橙子	0.9
乳黄瓜	1.3	平菇	0.8
鸡肝	1.3	四棱豆	0.7
洋葱（白皮）	1.2	梨	0.7
土豆（黄皮）	1.2	芹菜	0.7
酱牛肉	1.2	生抽	0.6
茄子	1.1	牛里脊肉	0.5
山竹	1.1	西葫芦	0.4

六、甲状腺结节的中医知识

·甲状腺结节的中医病因病机有哪些?·

中医认为甲状腺结节的病因主要是情志内伤和饮食及水土失宜、先天因素有密切关系。由于长期愤郁恼怒或忧思郁虑,使气机郁滞,肝气失于调达,津液不能归正化而凝聚成痰。气滞痰凝,壅结颈前,则形成瘿病。痰气凝滞日久,使血液的运行亦受阻碍而产生血行瘀滞,则可致瘿肿较硬或结节、瘿瘤。又因饮食失调或居高山、水土失宜,一则影响脾胃功能,脾失健运,聚湿生痰,二则影响气血的正常运行,痰气瘀结聚于颈前则发为瘿,而这两种原因往往与体质有密切的关系,如妇女在经、孕、产、乳等生理特点与肝经气血有密切的关系。又因家族中有本病使其后代发病率较无家族史者为高,说明本病与先天遗传有关。结节组织瘀积日久形成甲状腺瘤,局部细胞组织增生,久而久之形成甲状腺癌,危及患者生命。所以治疗瘿病最好以纯中药活血化瘀、软坚散结、疏肝理气等从根本上治疗。

·甲状腺结节如何从中医角度辨证治疗?·

1. 气郁痰阻　颈前喉结两旁部位可较正常人肿大,质地软,无痛感,自觉颈部胀,胸闷,喜欢叹气,或伴有胸胁胀痛,部位多变,这些不适症状随情志波动而变化,时轻时重,苔薄白,脉弦。

病变机理:气机郁滞,痰浊壅阻。

治疗方法:理气疏郁,化痰消瘿。

方选四海舒郁丸加减,药用:青木香、海蛤粉、陈皮、昆布、海藻、乌贼骨、香附、枳壳、郁金加减。

胸闷憋气较甚者加厚朴、瓜蒌仁;瘿肿疼痛者加山慈菇、红芽大戟;便溏者加山药、白术、茯苓;咽喉不适、声音嘶哑者加桔梗、牛蒡子、射干。

2. 痰结血瘀　颈前喉结两旁部位可比正常人肿大,质地较硬或可摸到结节,肿块长期不消退,可有胸闷,胃口差,舌质暗或紫,苔薄白或白腻,脉弦或涩。

病变机理:痰浊内结,瘀血阻滞。

治疗方法:理气化痰,活血化瘀。

方选海藻玉壶汤加减,药用:海藻、海带、昆布、陈皮、青皮、半夏、贝母、连翘、穿山甲、莪术、土鳖虫、牡蛎、甘草、砂仁加减。

面色不华、身倦乏力等气血两虚者加黄芪、当归、党参、熟地;胸闷憋气较甚者加郁金、枳壳、瓜蒌仁;肿块坚硬、移动性小甚或不可移者加山慈菇、丹参、天葵子、半枝莲。

3. 肝火旺盛　颈前瘿肿轻度或中度,颈前喉结两旁部位比正常人轻度或中度肿大突出,一般柔软光滑,可见手指颤抖,面部时有烘热感,烦热汗出,容易有饥饿感,眼球突出。或口苦咽干,想喝冷水,大便干;或头晕眼花;或心慌胸闷,或见失眠。舌质红,苔黄,脉弦数。

病变机理:肝气壅结,气郁化火。

治疗方法:清肝泻火,消瘿散结。

方选龙胆泻肝汤合清胃散加减,药用:龙胆草、知母、山栀子、黄芩、生地、生石膏、升麻、丹皮、连翘、玉竹、海藻、黄连、生龙骨、生牡蛎、钩藤、白蒺藜加减。

大便干结者加大黄、厚朴;眼球酸胀者加白芷、石菖蒲;心悸较甚者加柏子仁、酸枣仁。

4. 心肝阴虚　颈前瘿肿质地柔软,或大或小,起病较慢,心慌易出汗,心烦难入睡,眼睛干,视物旋转,可见手指颤动,或头晕乏力,胸胁隐痛;或进食量增加但仍容易有饥饿感,形体消瘦;或女子月经错后,量少;或闭经。舌质红,或舌体颤动,太少或无苔,脉细弦数。

病变机理:气火内结,心肝之阴耗伤。

治疗方法:滋阴降火,宁心柔肝。

方选天王补心丹合一贯煎加减,药用:人参、玄参、生地、麦门冬、天门冬、当归、白芍、柏子仁、五味子、茯苓、枸杞子、川楝子、钩藤加减。

大便稀薄、便次增加者加山药、白术、薏苡仁、麦芽;腰膝酸软者加龟板、桑寄生、菟丝子、川牛膝;气血两虚者加黄芪、阿胶;心悸较甚者加酸枣仁、煅龙骨、远志。

另外，如合并甲亢和（或）甲状腺自身抗体明显升高的患者，建议避免服用含碘中药。本书中提及药物服用都需在医生指导下进行。

· 甲状腺结节患者吃中药有效吗？·

甲状腺结节治疗的关键是散结解毒，理气化痰，活血祛瘀。在明确甲状腺结节是良性，且无手术指征的情况下，若甲状腺功能及抗体正常，可咨询中医师，采用中药治疗，一般服药3～6个月左右可复查甲状腺B超，观察结节变化情况。对多数患者来说，中药可在一定程度上控制甲状腺结节增大，起到软坚散结的作用。

主要参考文献

［1］ 陈灏珠,林果为,王吉耀.实用内科学.第十四版.北京：人民卫生出版社,2013.

［2］ 葛均波,徐永健.内科学.第八版.北京：人民卫生出版社,2013.

［3］ 田德禄,蔡淦.中医内科学.第二版.上海：上海科技出版社.

［4］ 詹维伟.内分泌疾病超声诊断.北京：人民卫生出版社,2010.

［5］ 葛进锐,崔吉成.消痛散结片联合左甲状腺素钠片治疗甲状腺结节的疗效观察.中国疗养医学,2016,25（5）：504－506.

［6］ 谷莹,雷志锴,韩志江,等.超声在钙化性甲状腺良性、恶性结节鉴别诊断中的价值.中国超声医学杂志,2015,31（11）：1045－1047.

［7］ 刘超,相萍萍,徐书杭.甲状腺癌的中西医结合治疗.北京中医药,2016,36（6）：521－522.

［8］ 任海云.彩色多普勒在甲状腺结节诊断中的应用价值.中国现代药物应用,2013,7(21)：86－87.

［9］ 中华医学会内分泌学分会《中国甲状腺疾病诊治指南》编写组.中国甲状腺疾病诊治指南——甲状腺结节.中华内科杂志,2008,47(10)：867－868.

［10］ Chen W, Zheng R, Baade PD, et al. Cancer statistics in China, 2015. CA Cancer J Clin, 2016, 66 (2): 115－132.

[11] EunMee Oh, YooSeung Chung, Won Jong Song, et al. The pattern and significance of the calcifications of papillary thyroid microcarcinoma presented int preoperative neck ultrasonography. Ann Surg Treat Tes, 2014, 86(3): 115 – 121.

[12] Haugen BR, Alexander EK, Bible KC, et al. 2015 American Thyroid Association Management Guidelines for Adult Patients with Thyroid Nodules and Differentiated Thyroid Cancer: The American Thyroid Association Guidelines Task Force on Thyroid Nodules and Differentiated Thyroid Cancer. Thyroid, 2016, 26(1): 1 – 133.

[13] Sherman SI. Thyroid carcinoma. The Lancet, 2003, 361(9356): 501 – 511.

主 编 信 息

· 基本信息 ·

吴坚，女，50岁，毕业于第二军医大学，硕士学位，硕士研究生导师。现任上海中医药大学附属上海市中西医结合医院内分泌科主任、西医内科教研室主任，虹口区卫生和计划生育委员会医学重点专科负责人，硕士研究生导师。中国中医药研究促进会内分泌学分会副会长，中国医师协会中西医结合医师分会内分泌代谢病专家委员会常务委员，上海市中西医结合学会内分泌代谢病专业委员会常务委员，上海市中医药学会糖尿病学会委员，上海市中西医结合学会虚证与老年病专业委员会委员，上海市康复医学工程研究会糖尿病康复专业协作委员会委员，《中国糖尿病杂志》基层专刊编辑委员会委员，上海市科学技术委员会专家库成员，上海市医患纠纷人民调解专家咨询委员会成员，上海市虹口区"治未病"中心特聘专家，上海市虹口区医学会第三届医疗鉴定专家库成员，上海市卫生和计划生育委员会2011年第一期西医学习中医在职培训班毕业。参编专著7部，主持市、局、区级科研项目10余项，其中市科委课题1项、市级课题2项，并发表科研论文近50篇。

· 擅长领域 ·

从事内分泌专业临床、科研、教学工作近二十年，主要研究方向为中西医结合防治糖尿病慢性并发症,对于难治性甲亢、肥胖症、继发性高血压等疾病的诊治也有独特之处。

· 门诊时间 ·

专家门诊:每周三下午、每周四上午;特需门诊:每周二上午。